AF326313

MÉDECINE LÉGALE

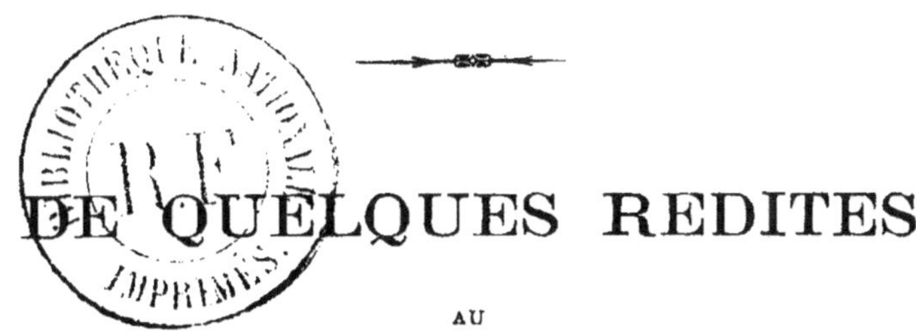

DE QUELQUES REDITES

AU

SUJET DES EXPERTS EN MATIÈRE MÉDICO-LEGALE

PAR

Le Dr Louis PENARD

Membre de la Société de médecine légale de France,
Membre correspondant de l'Académie de médecine.

If 3
68

VERSAILLES
CERF ET FILS, IMPRIMEURS
59, RUE DUPLESSIS

MÉDECINE LÉGALE

DE QUELQUES REDITES

AU

SUJET DES EXPERTS

I.

A l'époque où nous vivons, août 1883, il y a évidemment dans notre cher pays de France, si ce n'est une grande agitation, au moins un trouble apparent, un malaise incontestable sur nombre de questions qui touchent, et de très près, à notre harmonie sociale. Il ne s'agit point ici de difficultés politiques, cela ne me concerne en aucune façon ; d'ailleurs à ce point de vue, trop de discoureurs suffisent à la peine, s'ils ne l'augmentent; les circonstances de ma pratique médicale m'ont involontairement conduit à l'exercice de la médecine légale ; bien que souvent pénible, mon rôle y a été des plus modestes ; certes, je n'y prétends à aucune découverte, mais je me suis heurté si souvent à de tels embarras pratiques, que je crois utile de relever une fois de plus quelques-unes de ces vérités dont chacun a la conscience innée ou acquiert la conviction réfléchie, vérités, faits incontestables et incessants que, soit faute de temps, soit indifférence personnelle, on laisse debout ou flottant à tous les vents, *ludibria ventis !*

Pendant trente-cinq années de ma vie, j'ai été honoré des missions de l'expertise médicale près les Tribunaux et la Cour d'assises : que ce soit ceux ou celle de Seine-et-Oise ou de Seine ou de tout autre département, ce doit être tout un, car c'est partout le Tribunal et la Cour d'assises. Cependant, on ne saurait se le dissimuler, la Cour d'assises n'est pas partout vraiment identique à elle-même ; il y a en effet une grande différence dans l'atmosphère des divers milieux où se tient la Cour d'assises et dans les éléments forcément hétérogènes qui la composent ; et pourtant l'expertise médico-légale, en tenant un juste compte des individualités qui la personnifient, assise sur des bases fixes, solides, inébranlables, devrait être partout la même — *justa ac tenax !* On la prodigue trop souvent aujourd'hui, sans un besoin réel d'application ; or telle quelle est, dans les conditions générales, inattendues même où on lui fait appel, non seulement, selon moi, elle cesse d'être une force et un secours, mais elle peut même devenir un sérieux danger pour l'œuvre impassible et impeccable de la justice.

A ces fins, sous l'influence de ces idées, au moment peut-être où je m'y attendais le moins, j'ai été par circonstance fortuite, inopinément appelé devant la Société de médecine légale à résumer mes opinions sur la matière, dans le court travail qui suit :

II.

Séance du 11 Juin 1883.

En présentant à la Société de médecine légale de France la première partie d'un compte rendu des travaux de la *Société de médecine légale de New-York*, j'ai involontairement tout d'abord, mais sans remords ensuite, réveillé une

fois de plus cette interminable question des experts en matière médico-légale ; il en est résulté un exposé plus ou moins
vif de déclarations à ce sujet, de la part de médecins légistes
et de jurisconsultes ; les opinions sont bien accentuées, con-
cordantes sur un point : l'indispensabilité de constituer sérieusement un véritable corps d'experts ; elles sont plus
flottantes et quelque peu divergentes sur tel autre, à savoir
la façon dont ce corps devrait être constitué, des utiles attributions à lui conférer et des limites à circonscrire à ses
attributions ; toujours est-il qu'il a suffi d'une courte discussion pour qu'on puisse saisir sur place et sur le vif la proposition suivante qui s'impose : la question des experts médi-
caux sans cesse renaissante comme ce phœnix de la fable
qui n'en avait jamais fini, est une des plus délicates et des
plus impérieuses pour l'œuvre de la justice et la parfaite
mise au point de la vérité.

Une pareille proposition, d'ailleurs, pourrait rencontrer
son moment psychologique à l'heure actuelle où tant de
modifications de tout genre s'agitent et se préparent dans
l'ordre judiciaire ; si l'on voulait scruter jusqu'au fond la
question, il faudrait d'abord, comme on l'a tenté maintes
fois, fort incomplétement du reste, examiner et dire ce qui
se passe similairement, dans les pays voisins : Angleterre,
Amérique, et comparer avec ce qu'on rencontre sur notre
terre française ; or, pour le peu que je sache, s'il n'y a rien
en France, il n'y a guère plus autre part. Si ce n'est toutefois en Allemagne, à s'en référer, à ce que dit Casper, aux
premières pages de sa médecine légale, et aux citations
d'Hofmann à la fin de ses *nouveaux éléments de médecine
légale*, à propos du code d'instruction criminelle autrichien.
Du reste, faire sur la matière une enquête raisonnée, écrire
à ce sujet un véritable traité, n'est pas la mission, singuliè-
rement plus modeste, que je me suis proposée.

Ce que je prétends dire me paraît sans conteste, c'est
ceci : sur tous les points du territoire de notre France,
dans chaque recoin d'un ressort quelconque de Cour d'appel,
près de chaque tribunal de première instance, partout où
on cherchera, on trouvera de soi-disants experts médico-lé-

gaux; ils sont experts, je le reconnais ; on leur en confère légalement le titre, mais ils sont experts de passage, de rencontre, et seulement à titre personnel et éphémère : chose singulière, l'unité paraît exister, mais en la circonstance, les unités ne sauraient se réunir pour constituer un ensemble ; les parties sont inhabiles à former un tout ; nulle part en effet on ne saurait rencontrer, je ne dirai pas une corporation, — le mot n'est plus de mode, — mais un faisceau compacte d'experts où la justice soit en pleine conscience et toute liberté de puiser pour chacune de ses exigences, aussi bien celles de châtiment comme celles de protection; il ne s'agit pas seulement des poursuites au nom de la Loi qui personnifie la société humaine, mais des nécessités de protection, au nom, sacré aussi, de la défense ; dans la société telle qu'elle existe aujourd'hui, on peut l'affirmer sans médire de personne ou bouleverser quoi que ce soit : la fonction d'expert est indéniable, elle vit implicitement et prouve sa vitalité comme le philosophe antique en marchant, mais la vraie qualification, le titre réel, reposent sur de simples compromis ; il n'y a que des apparences ou des à peu près : à chaque minute, plus que jamais, beaucoup trop souvent, à mon sens, surgit l'opportunité d'une expertise ; tout se traite par expertise aujourd'hui ; mais une chose, indispensable cependant, manque à l'expertise incessante, c'est l'expert judicieusement choisi, légalement naturalisé qui, revêtu d'un véritable sacerdoce, convenablement préparé par des études spéciales, peut assurer à ses délicates fonctions, par un exercice fréquemment répété, les bénéfices d'une expérience incontestée et incontestable.

Je ne crains pas de le répéter sur ma responsabilité personnelle : l'édifice de l'expertise restera debout, sans solidité, comme bâti sur le sable, tant que la sagesse législative n'aura pas pris les mesures indispensables pour affirmer d'abord la qualité, ensuite pour assurer l'existence des experts en tant qu'experts ; c'est là une de ces vérités qu'on peut contrôler partout, surtout à chacune de nos séances où l'on s'efforce de consolider le dogme par la pratique.

Nous en avons encore eu la preuve à notre dernière réunion d'avril; une occasion, fort inconsciente d'elle-même, se produit par hasard et tout d'un coup s'élève une sérieuse discussion qui tend à s'élargir de plus en plus par l'abondance et la valeur des arguments jetés à profusion dans la mêlée ; or, ne l'oublions pas, la question est des plus attachantes, non pas seulement parce qu'elle s'adresse à des intérêts privés de tout genre et des plus respectables, mais parce que, visant plus haut, elle touche d'infiniment près à l'intérêt public qui, dans l'harmonie sociale, doit dominer tous les autres.

Or, dans toute assemblée quelle qu'elle soit, politique, scientifique ou morale, lorsqu'inopinément ou de parti pris, se présente une de ces grosses questions, qui, sous la pression des faits ou l'absolutisme d'un autoritaire quelconque, ne saurait se résumer tout d'un coup, après avoir beaucoup discuté pour ou contre, on éprouve comme le besoin de méditer et de se recueillir ; il n'y a qu'une manière de se recueillir dans les grandes réunions, c'est de renvoyer l'étude du litige à une commission.

Avec l'intention de laisser mûrir les choses, c'est en apparence du temps de gagné ; mais en réalité on ne saura jamais assez ce qu'on perd de temps à en gagner de cette façon ; d'abord il faut que la commission se réunisse ; il faut ensuite qu'elle discute — or en France, on discute toujours ; — il faut surtout qu'elle prenne des conclusions. Hélas ! que j'en ai vu s'éteindre de commissions qui n'ont jamais conclu, — presqu'autant que le poète a vu mourir de jeunes filles ! Il y a en effet, pour les commissions un écueil sous-marin sur lequel le plus grand nombre vient s'échouer, c'est le *tot capita, tot sensus!* Que voulez-vous ? Il serait plus que téméraire de prétendre plier des commissions françaises sous l'inflexible loi des jurys anglais : l'unanimité.

Je ne sais si la société se propose de nommer une commission de plus, dite des experts, mais n'ayant aucunement l'ambition d'en faire partie, je demande en toute humilité la permission de faire connaître préalablement mon avis ;

j'ai peut-être quelques droits à l'indulgence de mes collègues, ne serait-ce que des droits à l'ancienneté, car j'ai eu bien souvent l'occasion ou le devoir de traiter la question : en 1860, dans un opuscule sur les attentats aux mœurs; en 1870, dans l'examen du tarif des frais judiciaires en ce qui concerne les médecins légistes ; en 1873, dans un projet de réforme des frais judiciaires en matière de médecine légale, comme rapporteur d'une commission présidée par mon éminent et vénéré maître, M. Devergie, commission, qui celle là, quant aux conclusions du moins, a fini par aboutir ; enfin dans un travail présenté au congrès international de médecine légale, en 1878, partout où j'en ai rencontré l'opportunité, j'ai cherché à établir cette vérité que les experts n'existent qu'en apparence, pour la forme si l'on veut, et j'ai toujours insisté sur les conditions misérables et précaires qui leur rendent impossible une existence stable et sérieuse ; aussi ne saurais-je faire autrement qu'intituler ces quelques pages : *Redites à propos des experts de la médecine légale.*

Posons d'abord un premier principe : à moins de s'ignorer soi-même, dans la plupart des cas, on ne devient pas médecin légiste par vocation. En effet, au début de la carrière, à cause des difficultés sans nombre de la médecine légale, de ses impedimenta, de ses déboires, de ses épouvantails de tout genre : perte de temps pour les transports judiciaires et les lenteurs de la procédure du commencement à la fin, responsabilités immenses autant qu'inattendues : de conscience, de réputation, d'avenir ; compensations pécuniaires plus qu'infinitésimales, on a tout intérêt à se garder de la Cour d'assises, de ses pompes et de ses œuvres ; mais le hasard est là qui vous tend ses traquenards ; j'en sais quelque chose pour ma part ; en 1848, je m'en souviens bien, j'ai été lancé à l'improviste et par circonstance dans les choses de la justice ; il s'agissait de remplacer au pied levé un de mes vieux confrères et amis, absent pour un voyage de quelques jours ; et j'avais alors pour tout précédent au titre médico-légal, ce phénoménal rapport de médecine

légale du quatrième examen de mon époque ; je n'avais
jamais vu de Cour d'assises et je ne savais ce que pouvait
être une de ses séances ; avec quel soin et quelle conscience
j'avais travaillé ce premier rapport ! comme j'avais sub-
stantiellement nourri mon éloquence pour l'audience si re-
doutée ! et avec quelle désinvolture sans le vouloir — assu-
rement ce sera là son excuse, — le président désarçonna
mon éloquence improvisée à si grands frais, quand il me
demanda d'un bloc : mon nom, mes prénoms, mon âge, ma
profession, toutes circonstances sur lesquelles j'aurais pu
parler d'abondance en temps ordinaire, mais qui m'apparais-
saient alors obscurcies de brumes et de brouillards. Heu-
reusement qu'on a acquitté mon prévenu, sans quoi j'y son-
gerais encore !

Je suis bien certain toutefois de n'avoir pas été le seul, sur-
pris par de pareilles circonstances, mis brusquement face à
face avec une redoutable mission qui peut non seulement
compromettre l'expert inexpérimenté, mais qui, chose plus
grave, pourrait mettre en péril les intérêts de la justice et
de la vérité. Donc cela est acquis, pour moi du moins, on ne
devient pas toujours médecin-légiste par vocation : le devient-on par les titres conquis au prix de travaux accumu-
lés ? Pas davantage ; Serait-ce par le concours, comme le
demandait en 1878, au congrès international M. le Dr Pâris?
Nullement ; le concours, selon moi, a beaucoup mieux à
faire, et si son entrée en matière devait, ainsi que le voulait
notre honorable collègue, obliger les concurrents à prendre
préalablement les grades de docteur en droit et docteur
en médecine, il en résulterait sans doute, au point de vue
pratique, de piètres jurisconsultes ou de pauvres médecins;
en tout cas, il doit être bien avéré que le concours ne saurait s'inspirer comme encouragement d'initiative, du décret
du 11 juin 1811.

Comment donc alors devient-on, non pas médecin-légiste
— le deviendra qui voudra suffisamment étudier la médecine
légale — mais expert médico-légal ? Expert médico-légal !
c'est-à-dire un de ces hommes qui, dans leurs mains ou
débiles ou puissantes, tiennent souvent la vie et l'honneur

de leurs concitoyens ? Mais tout simplement, par accident, comme cela m'est arrivé, ou bien au petit bonheur, par la fantaisie, le caprice, le choix de tel ou tel juge d'instruction, d'un juge de paix quelconque, voire même, à l'occasion du premier commissaire de police venu ; à vous, si inexpérimenté que vous puissiez être, à vous, préparé ou non pour un si redoutable devoir, on livre d'emblée tel ou tel problème médico-légal ; tant pis, s'il est ardu, tant mieux s'il est facile ; vous avez à examiner le prévenu et son dossier, peut-être un cadavre qui ne livrera pas facilement son secret ; vous aurez à rédiger un vrai rapport, non plus celui de l'examen de l'école ; vous devrez le développer en plein prétoire de Cour d'assises ; vous vous en tirerez comme vous pourrez ; éclairez les débats, si vous avez des lumières ; laissez la vérité sous le boisseau, si vous n'y voyez goutte, c'est affaire à la justice de se débrouiller.

J'ai entendu dire quelquefois qu'il y avait dans les grands centres de population, à Lyon, Marseille, Bordeaux, par exemple, des médecins assermentés ; je suis sûr qu'il y en a à Paris, pour en avoir momentanément fait partie — *quorum pars minima fui* — Mais c'est là une création purement nominative, une situation factice et parfaitement instable ; bon nombre des assermentés n'ont jamais eu l'occasion d'ester en justice ; le juge d'instruction, en effet, est maître absolu de sa volonté ; il choisit ceux que son jugement et son appréciation l'engagent à choisir ; la légende raconte qu'il y avait autrefois, même en province, ce qu'on appelait les médecins aux rapports ; mais où sont les neiges d'antan ?

Aujourd'hui, une fois pour toutes : la médecine légale s'inspire de plus en plus des exigences sociales et élargit incessamment sa sphère, mais le médecin légiste n'existe pas d'une vie certaine, indiscutable, vraiment légale ; aujourd'hui, nul n'est médecin légiste que celui choisi par le juge d'instruction dans son omnipotence ou celui auquel il veut bien continuer la confiance que lui a témoignée, *flagrante delicto*, le juge de paix ou le commissaire de police ; nul n'est médecin réellement assermenté, c'est-à-dire

capable d'exercer de plein droit, que celui auquel le juge
d'instruction aura bien voulu déférer le serment. Par
extraordinaire, le parquet demandera tel ou tel médecin,
le président des assises en déléguera tel autre, mais le
vrai médecin légiste, celui qui exercera la médecine légale
en toute autorité, c'est celui que le juge d'instruction aura
choisi et nommé.

Or, tout en respectant profondément la liberté d'action
du magistrat, je crois qu'il y a là un ordre de choses im-
parfait et qu'il y aurait urgence d'essayer de remplacer
par une institution au moins raisonnée, un système jusqu'alors essentiellement défectueux.

Il ne faudrait chercher dans mes paroles aucune trace
d'amertume ou de dénigrement contre n'importe qui ou
n'importe quoi ; je répète ce que chacun sait, ce que chacun
dit, et ce qu'on devrait répéter à satiété, jusqu'à ce qu'une
loi mûrement réfléchie ait modifié un si fâcheux état de
choses.

Mais, dira-t-on, c'est le magistrat instructeur qui choisit
ses instruments, et sa qualité de magistrat donne à ses
choix toute garantie ; dans les villes, par exemple, il
s'adresse, suivant sa conscience, aux médecins qui, par
leur réputation, leurs aptitudes généralement reconnues,
semblent s'être créé des droits à une situation spéciale. Je
le veux bien, mais le magistrat ne reste pas toujours dans
la ville ou siège le tribunal ; il est obligé de se transporter
dans des localités plus ou moins éloignées de sa résidence,
et, lorsque le médecin habituel de la justice ne veut pas se
déranger quand même, on ne peut se soustraire, soit aux
exigences, soit aux imminences professionnelles de sa
clientèle, quand il ne s'est pas senti suffisamment alléché
par cette sirène suspecte du décret de juin 1811, en un mot
s'il se récuse, en tenant compte des intérêts de tout genre
qu'il laisserait en souffrance derrière soi, le juge d'instruction sera bien forcé de requérir le premier praticien
venu ; il le prendra, parce qu'il le trouvera sous sa main ;
il le choisira, parce qu'il sera le seul et unique à sa
disposition et alors bien souvent le susdit praticien,

brûlant *in petto* de se soustraire à une mission pour laquelle il n'éprouve aucune sympathie, deviendra quand même, quoi qu'il en ait — O Molière ! — le médecin légiste malgré lui !

Et il a mille fois raison cet honnête confrère, ainsi violenté, de redouter une mission qu'il voudrait décliner et que, malgré tout bon sens, lui impose la loi ; car s'il est le praticien de tous les jours, suffisamment instruit et consciencieux, s'il s'est convenablement entraîné dans les hôpitaux à distinguer les maladies et à soigner les malades, s'il est très habile à réduire des fractures, s'il s'entend, *à recoudre* une plaie, comme on dit aux champs, à panser les résultats d'une violence quelconque, d'un choc, d'un écrasement, d'un éclat de mine ou de dynamite, — cette pierre philosophale de nos jours, — il sera le plus ordinairement, inhabitué, si ce n'est inhabile, à discerner les causes, le mode de production de cette plaie, de ce choc, de cet écrasement ; il n'avait guère eu jusqu'alors besoin de remonter aux causes, il lui appartenait seulement de se préoccuper des effets.

Et si véritablement instruit et utile qu'il puisse être, si honoré que l'aient fait jusqu'alors les services rendus, il a beaucoup de chance de sortir amoindri de l'accomplissement forcé d'une commission rogatoire ; au jour de l'audience, en effet, il apparaîtra presqu'éperdu en Cour d'assises ; il se laissera troubler par la plus bienveillante des questions du président : il restera sans défense, car il n'a plus malheureusement droit à la parole, sous les plaidoiries trop souvent agressives des défenseurs ; il tombera sous la plume fantaisiste d'un journaliste quelconque, auquel je le veux ainsi, il ne prendra pas la peine de répondre ; mais il rentrera chez lui, humilié, découragé, diminué. Il aura non seulement perdu son temps, c'est-à-dire les occasions de gagner le pain de sa famille et, forcé quelquefois de dépenser de sa bourse 25 à 30 francs, il aura pour le réconforter le décret rémunérateur de 1811, qui lui allouera magnifiquement de 18 à 20 francs tout au plus ! Qu'on veuille bien s'en convaincre, il n'y a pas d'exagération dans mes

paroles et je suis prêt, preuves en main, à faire contrôler
la vérité de ce que j'avance.

Donc notre pauvre expert quand même, contraint de se
sacrifier à une besogne à laquelle il répugne de par sa
conscience et le sentiment de ce qu'il sait ou ne sait pas,
perdra d'un même coup une part de la considération qu'il a
si laborieusement acquise et, ce qui est plus grave encore,
pourra, compromettant la cause de la vérité, trahir, sans
le vouloir, la société qui le charge inconsciemment d'un
trop lourd devoir, faire acquitter un coupable, ce qui est
fâcheux à coup sûr, mais ce qui est douloureux par des-
sus tout, faire condamner peut-être un innocent.

Et cependant, je le répéterai sans cesse, la médecine légale se fait tous les jours de plus en plus indispensable ;
elle agrandit incessamment son domaine ; son brillant
passé, où l'on entrevoit à ne parler que des temps modernes
comme ses nobles représentants : les Chaussier, les Fodéré,
les Orfila, les Devergie, les Tardieu, ne lui suffit plus : elle
n'en est pas restée aux aliénistes de jadis, les Esquirol, Marc,
Trélat, Marié, d'autres encore, Lassègue par exemple, cette
lumière qui vient de s'éteindre prématurément en quelque sorte, comme n'ayant pas donné complètement l'éclat
ou la chaleur qu'on était en droit d'en attendre ; elle a son
présent, auquel on peut attacher les noms que chacun sait
et répète ; l'œuvre existe à coup sûr, mais c'est l'ouvrier
qui n'existe pas. Malgré le zèle si intelligent et si bien entendu du professeur actuel de médecine légale, M. le Dr
Brouardel, malgré cette sorte de clinique médico-légale
que j'avais, pour mon humble part, réclamée depuis si
longtemps et que constituent les conférences si pratiques de
la Morgue ; malgré les cabinets de chimie toxicologique et
de microscopie, si habilement dirigés soient-ils, malgré la
poursuite incessante dont on pourchasse les microbes et
les inconnues de la médecine légale ; le médecin légiste
n'existe qu'à l'état d'exception et sa formation régulière
légitime, n'est nullement préparée pour l'avenir.

A quoi cela tient-il ? à ce que rien ne lui promet une suf-
fisante compensation de ses sacrifices ; à ce que sa place

.n'est pas suffisamment gardée ni assurée par la loi : cela tient enfin et surtout aux étroitesses d'un décret possible peut-être en 1811, mais inapplicable aux exigences de 1883 Le décret de 1811, voilà l'ennemi !

Je le dis, parce que, suivant moi, c'est la vérité, et qu'en suite j'ai de trop longues années d'exercice, pour qu'on m'y suppose un intérêt personnel. Le desideratum en ce qui concerne les experts, c'est que rien actuellement ne prépare sérieusement leur choix et ne sauvegarde leur situation. Ne deviendra jamais expert médico-légal le premier venu, si habile médecin puisse-t-il être d'ailleurs, cela est bien entendu, et il faudrait d'abord lui donner les moyens d'entrer avec sécurité dans un corps convenable, mais il ne faudrait pas ensuite le laisser sous les coups de la loi de germinal an XI ; avec toute l'autorité qui lui appartenait si légitimement, M. Devergie l'a dit au congrès de 1878 : « Les » taxes que cette loi a allouées aux experts, sont presque » une honte pour celui qui est forcé de les accepter, car » les honoraires qu'elle donne aux médecins ne sont pas » même, dans l'état actuel de la vie sociale, l'équivalent » de la rémunération de l'ouvrier ».

C'est là une considération qui me paraît primordiale et tout le monde cependant n'y attache pas la même importance ; un de nos collègues, des plus dignes et des plus autosés, a dit qu'il ne fallait pas voir seulement dans la commission rogatoire qui vous confère la qualité d'expert l'honorarium vraiment indigne qui en sera la conséquence, mais avant tout, l'honneur et l'honorabilité qui résultent pour l'appelé, de l'accomplissement de sa délicate mission. Ainsi, ajoutait-il, pour quatre jours passés dans un département lointain, j'ai reçu seulement 180 francs pour mes frais de voyage, de séjour et de vacations, etc., et quoique je n'eusse pas à m'applaudir beaucoup du résultat financier, je me déclare satisfait de l'honneur qu'on m'a fait d'en appeler à mes lumières et à mon expérience : je suis heureux surtout, d'avoir pu contribuer, sur l'appel des magistrats, à démasquer une simulatrice et à rétablir la vérité. Certes, de pareils sentiments honorent notre excellent collègue, et

sans qu'on le nomme, le font suffisamment reconnaître ;
mais il ne s'agit pas de l'expert à qui les facilités de la vie
permettent de dire : l'honneur seul me suffit ; c'est celui
qui doit compter avec les exigences de tous les jours qu'il
faut consulter ; c'est celui qu'on prendra au hasard, malgré lui, qu'on arrachera violemment à ses occupations de
chaque jour, qui sont le pain de la famille ; celui-là, quand
on le détournera de ses sillons de labour, quand on le
compromettra peut-être à exiger de lui ce qu'il ne se sent
pas en état de produire, quand on lui parlera de l'honneur,
n'est-il pas en en droit de répondre avec Petit-Jean :

Mais sans argent, l'honneur n'est qu'une maladie !

Je sais bien que notre digne collègue est loin de prendre
fait et cause pour le susdit décret de 1811 ; comme nous,
il le trouve insuffisant et comme nous intolérable, mais
nous voulons aller plus loin que lui, et nous pensons qu'on
ne saurait le répéter ni trop souvent, ni trop haut : il est
indigne de la loi d'imposer malgré lui à un médecin une
responsabilité énorme, de le charger quand même d'une
mission d'une délicatesse infinie, de l'enlever aux exigences quotidiennes de sa profession, aux pansements qui le
réclament, aux accouchements qui l'attendent, de le par-
quer enfin dans le premier coin venu d'un tribunal quelconque, de le retenir inutilement, presque toujours, et un
temps illimité, en Cour d'assises, pour aboutir à lui offrir
pour toute indemnité ce pauvre article 17 avec ses cinq
francs, ses trois francs, ses trente sous !

Tout le monde est bien convaincu qu'une semblable
situation n'est plus tenable et qu'il faut absolument la
modifier.

Il y a une grosse objection à ce changement: en France,
dit-on, la magistrature est très peu rétribuée ; or, on ne
saurait donner à l'expert un honorarium qui paraîtrait
relativement en désaccord avec celui du magistrat. Ce
n'est pas là pour moi une objection de grande valeur ; je
ne m'oppose par d'abord à ce que, dans un pays riche
comme devrait être la France, on mette le traitement des

magistrats en rapport avec la dignité de leur situation, mais si les nécessités financières ne le permettent par, je rappellerai que le magistrat au seuil de la carrière est bien sûr de n'y pas rencontrer la fortune ; aussi en est-il peu qui, sans ressources personnelles, se hasardent sur cette noble voie ; mais l'expert malgré lui, ce n'est pas la même chose ; on lui impose souvent une mission qu'il voudrait décliner et s'il se soumet, c'est qu'il ne peut se démettre ; à celui-là, il faut bien allouer un honorarium qui l'indemnise du trouble qu'on lui cause, des fatigues, des dérangements et des pertes qu'il subit ; or, je le répéterai avec une conviction profonde : tant que la situation des experts en médecine légale ne sera pas sainement réglementée, tant que cet impossible décret de 1811 ne sera pas remanié par une loi ou un décret honorablement rémunérateur, la médecine légale pourra être dangereusement compromise.

En dehors de l'expert courbé sous le décret de 1811, il y a ce que j'appellerai l'expert libre ; celui qui accepte la délégation qu'un défenseur lui propose et qui n'est plus alors l'instrument de la loi, mais l'agent d'une opération particulière dont il réglera l'honorarium à sa volonté.

Je ne saurais contester au défenseur le droit ou même le devoir de réquérir un avis, de chercher par tous les moyens possibles, à tirer bon parti de la défense de son client ; il ne m'appartient pas même de contester à un confrère le droit d'accepter la mission qu'on lui propose, mais je demanderai à lui rappeler avec instance que tous les droits ne sont pas bons à exercer ; je lui dirai, avec l'expérience d'un homme qui a longtemps vécu au milieu des difficultés de la médecine légale, que, s'il accepte une délégation privée, s'il apparaît devant la justice, à un moment inattendu, comme sortant à l'improviste d'une trappe quelconque, il perdra en grande partie l'autorité d'un véritable expert ; aux raisons qu'un tel présente, tel autre peut toujours opposer des raisons contraires ; quand un expert inattendu se produit à la sourdine, pour ainsi dire, on peut le soupçonner, bien à tort, cela va de soi, d'avoir puisé ses arguments dans un honorarium en dehors du décret de 1811; mais enfin on pourrait et on ne doit pas le soupçonner ; nous ne cesserons de le dire avec conviction : le médecin qui, sans caractère officiel ou officiellement reconnu, interviendra par surprise pour ainsi dire dans une affaire quelconque, y perdra toujours, ne serait-ce qu'en apparence, quelque peu de son indépendance ; bien plus, il laissera souvent dans le prétoire quelque peu de sa réputation ; on pourrait à ce sujet rappeler de douloureux souvenirs qu'il convient d'oublier. Et d'ailleurs, pourquoi se cacher et ne se découvrir qu'au dernier moment? Pourquoi assumer le rôle de l'expert masqué? Le défenseur réclame du tribunal l'autorisation de citer des témoins à décharge, pourquoi ne réclamerait-il pas ouvertement la nomination de contre-experts? Pourquoi la contre enquête, comme l'enquête, ne se ferait-elle pas à ciel ouvert? J'en suis profondément convaincu pour ma part, cela vaudrait mieux pour tout le monde. Cela s'accommoderait mieux à la dignité du défenseur, à la délicatesse de l'expert, à la majesté et à la suprême honnêteté de la justice ; aussi est-ce un bonheur pour moi de n'avoir jamais accepté et de n'accepter jamais uue situation fausse et peu digne à tous les points de vue.

N'y aurait-il cependant de ce côté rien à faire? Il faudrait pour traiter *ex-professo* cette question, s'aventurer dans un travail où pourrait s'égarer ma compétence ; il faudrait, suivant moi, créer tout d'abord et sauvegarder la situation des experts ; une fois ce but atteint, pourquoi ainsi que je le demandais en 1861, dans des lettres sur la pratique de la médecine légale, n'établirait-on pas près des tribunaux de première instance, des comités consultatifs d'experts? Tous les rapports médico-légaux, je parle seulement des affaires criminelles, aboutissent au chef-lieu du département où se tiennent les assises ; recueillis, au lieu d'aller se perdre on ne sait où, dans des cartons poudreux, ils deviendraient les précieuses archives du comité médical et serviraient d'intéressants matérianx pour l'étude et les progrès de la science ; de plus, l'accusation, comme la défense, pourrait rencontrer d'utiles auxiliaires

dans le comité ; car on ne saurait admettre que l'avocat
général de la Cour d'assises, veuille trouver dans un prévenu, un coupable quand même, pas plus que le défenseur, bien que cherchant toujours les atténuations du crime
prétende de tout accusé faire un innocent. On ne choisit pas
les experts pour épouser quand même tel ou tel parti, on les
choisit et c'est là leur grand honneur, pour servir d'instruments à la découverte loyale de la vérité ; mais il est évi-
dent qu'avant tout, dans l'ordre criminel au moins, il faudrait arriver à la complète révision des choses judiciaires ;
pour moi, je me bornerai à répéter ce que chacun pense et
dit, à savoir que l'entrave par excellence, le grand impedi-
mentum de la médecine légale, c'est l'inconcevable parci-
monie du décret du 11 juin 1811.

VERSAILLES. — IMPRIMERIE CERF ET FILS, 59, RUE DUPLESSIS.

www.ingramcontent.com/pod-product-compliance
Lightning Source LLC
LaVergne TN
LVHW021456060726
842527LV00006B/2280